# Contenido

I0503616

# Introducción

La **autoinmunidad** es el sistema de respuestas inmunes de un organismo contra sus propias células y tejidos sanos. Cualquier enfermedad que resulte de tal respuesta inmune aberrante se denomina enfermedad autoinmune.

Las enfermedades autoinmunes (EA) son causadas cuando un daño intrínseco del sistema inmunológico, que trae como consecuencia la pérdida de la autotolerancia, condiciona respuestas anormales frente a estructuras propias, lo que genera un daño tisular que perdura en el tiempo. Las causas aún no son totalmente conocidas, pero en su origen se han podido reconocer múltiples factores etiológicos y varios de los genes involucrados están relacionados con el reconocimiento proteico entre las superficies de las membranas celulares del sistema inmunológico y las que forman el resto del organismo. La mayor contribución se debe a los genes del sistema principal de histocompatibilidad (SPH) y hay múltiples ejemplos de asociación entre las EA y determinados antígenos del SPH, ya que estos genes pueden influir en la selección de los linfocitos autorreactivos y en el desarrollo de la autotolerancia. Por otra parte, las influencias ambientales, principalmente causadas por infecciones, pueden predisponer para la autoinmunidad a través de varios mecanismos, entre ellos la estimulación de los coestimuladores en los tejidos y las reacciones cruzadas entre antígenos microbianos y autoantígenos frente a anticuerpos, al convertirlos en auto-anticuerpos (AA) (Foto 1). También se han encontrado: la modificación de los receptores, los cambios anatómicos o las radiaciones, como elementos predisponentes.

TABLA 2. *Enfermedades autoinmunes de probable etiología viral*

| Enfermedades autoinmunes | Virus |
|---|---|
| Artropatías | HTLV-1 |
| Anemia hemolítica | LCMV |
| Queratitis herpética | HSV-1 |
| Diabetes mellitus | CVB, Rubeola |
| Esclerosis múltiple | HHV-6, EBV |
| *Miastenia gravis* | HCV |
| *Lupus* eritematoso sistémico | EBV |

HTLV-1: Virus de la leucemia humana tipo 1. LCMV: Virus de la linfocoriomeningitis humana. HSV-1: Virus herpes simple tipo 1. CVB: Virus Coxsackie B. HHV-6: Virus herpes humano tipo 6. EBV: Virus Epstein Barr. HCV: Virus de la hepatitis C.

*Foto 1*

# Etiología de la enfermedad autoinmune

La alteración de la permeabilidad intestinal está implicada en el desarrollo de un creciente número de enfermedades, entre ellas las enfermedades autoinmunitarias, en las que el aumento de la permeabilidad intestinal permite el paso de antígenos desde el intestino a la sangre, produciendo una respuesta inmunitaria que puede dirigirse contra cualquier órgano o tejido, en individuos predispuestos genéticamente.

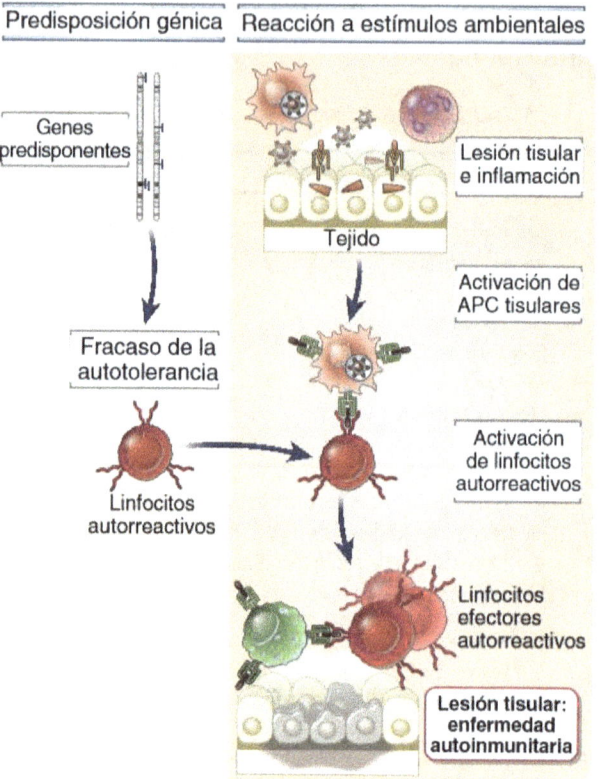

*Foto 2*

En la mayoría de los casos, el aumento de la permeabilidad intestinal aparece antes que la enfermedad y provoca una anormalidad en la exposición al antígeno que desencadena el proceso multiorgánico causante del desarrollo de enfermedades autoinmunitarias.

Un denominador común de las enfermedades autoinmunitarias es la presencia de varios procesos preexistentes que provocan una respuesta autoinmunitaria. El primero consiste en una susceptibilidad genética del sistema inmunitario a reconocer, e interpretar de un modo potencialmente erróneo, un antígeno ambiental presentado dentro del tubo digestivo. En segundo lugar, debe haber una exposición al antígeno. Finalmente, el antígeno debe ser presentado al sistema inmunitario, tras su paso a través de la barrera intestinal, que normalmente es bloqueado cuando ésta funciona correctamente. El epitelio intestinal es la superficie mucosa más grande del organismo e interactúa con el entorno. Cuando la mucosa intestinal está sana, con la permeabilidad intacta, constituye la principal barrera para evitar el paso de macromoléculas (nutrientes incompletamente digeridos y ciertas bacterias intestinales). Cuando la permeabilidad intestinal está dañada (aumentada), la barrera intestinal pierde su función protectora y pasan al torrente sanguíneo moléculas que no deberían pasar, provocando la aparición de reacciones inmunitarias.

Otro factor crítico para la capacidad de respuesta inmunológica intestinal es el complejo mayor de histocompatibilidad. Los genes HLA de clases I y II codifican para glicoproteínas que enlazan péptidos y este complejo HLA-péptido es reconocido por ciertos receptores de linfocitos T en la mucosa intestinal. La susceptibilidad a desarrollar al menos 50 enfermedades se ha asociado con alelos específicos HLA de clase I o II. (Foto 3)

| Enfermedad autoinmune | HLA |
|---|---|
| Espodiloartropatías | HLA-B27# |
| Uveítis anterior con o sin espondiloartropatía asociada | HLA-B27 |
| Enfermedad de Behçet | HLA-B51 |
| Celiaquía | HLA-DQ2 y HLA-DQ8 |
| TD1A de presentación atípica | HLA DR3/DQ2, HLA DR4/DQ8 |
| AR (diagnóstico dudoso, marcador pronóstico) | epitopo compartido (algunos subtipos de HLA-DR1, HLA-DR4, HLA-DR10) |
| Hepatitis autoinmune (diagnóstico dudoso) | HLA-DR3, HLA-DR4 |
| Narcolepsia (∞) | HLA-DQB1*06:02 |
| Corioretinopatía en perdigonada (∞) | HLA-A29 |
| Prúrigo actínico (∞) | HLA-DRB1*04:07 |

*Foto 3. Asociacion enf.autoinmune y antigenos del MHC*

Los dos factores más potentes que provocan aumento de la permeabilidad intestinal son ciertas bacterias intestinales y la gliadina (principal fracción tóxica del gluten), independientemente de la predisposición genética, es decir, tanto en celíacos como en no celíacos. Otras posibles causas son la prematuridad, la exposición a la radiación y la quimioterapia.

La siguiente hipótesis resume los tres puntos clave que explican la patogénesis de las enfermedades autoinmunitarias:

- Las enfermedades autoinmunitarias implican una comunicación errónea entre la inmunidad innata y la inmunidad adquirida.

- Los efectos de imitación molecular o transeúntes no pueden explicar por sí solos los complejos mecanismos que participan en la aparición de las enfermedades autoinmunitarias. Más bien, para perpetuar el proceso de la enfermedad, parece necesaria la estimulación continua por medio de antígenos no propios (desencadenantes ambientales). Esto implica que la respuesta autoinmunitaria pueda ser en teoría detenida y posiblemente invertida, si se elimina el desencadenante o desencadenantes ambientales.

- Además de una predisposición genética y la exposición al factor ambiental desencadenante, el tercer elemento clave necesario para desarrollar la autoinmunidad es la pérdida de la función protectora de las barreras mucosas, principalmente la barrera intestinal y la mucosa pulmonar, que crean una superficie de interacción con el entorno

Para su estudio, las EA se han clasificado en dos grandes grupos: las sistémicas y las órgano-específicas, pero en realidad son un amplio espectro de enfermedades y algunas de ellas no podrían definirse como de un tipo o de otro, pues estarían en el centro de este espectro.

Las EA sistémicas se producen cuando los anticuerpos atacan antígenos en más de un órgano o sistema de órganos. Existe un grupo de enfermedades que, a pesar de tener autoanticuerpos para antígenos específicos de algunos órganos, no presentan exclusividad para estos, como en la polimiositis (PM). El mejor ejemplo para este tipo de enfermedades es el lupus eritematoso sistémico (LES), que tiene una mayor frecuencia en las mujeres a la mitad de su vida.

Los llamados síndromes locales o EA órgano-específicas involucran a un tejido en particular, y con frecuencia son de carácter endocrino, por ejemplo, diabetes *mellitus* tipo 1 (DM1), enfermedad de *Addison*, y tiroiditis de *Hashimoto*; dermatológico: *pemphigus vulgaris*; o hematológico: anemia hemolítica autoinmune. Pero no sólo estos sistemas están afectados.

Se considera que entre 80 y 100 enfermedades se pueden identificar como EA, siendo el sexo femenino el más implicado con un estimado de entre el 70 - 75 % de los pacientes. Uno de cada 5 habitantes de nuestro planeta tiene o puede tener una EA en el curso de su vida.

El diagnóstico de laboratorio de las EA depende de la identificación de los síntomas clínicos del paciente, su asociación con cada enfermedad y su correspondencia con la detección de los AA. Por ese motivo, los exámenes de laboratorio son de gran importancia para la evaluación de los pacientes cuando se sospecha una EA. Los resultados pueden confirmar el diagnóstico, estimar la gravedad de la enfermedad, son útiles para dar seguimiento a su evolución y establecer un pronóstico.

Los componentes del estudio en el laboratorio deben incluir un hemograma completo con recuento diferencial de leucocitos, un panel metabólico completo, marcadores inflamatorios, el estudio de los AA por diversos métodos, y hasta la citometría de flujo. En esta revisión se comentan algunos de los componentes y se incluyen elementos de juicio sobre su utilidad clínica. Solo la correcta utilización de los resultados de conjunto con la evaluación clínica y epidemiológica del paciente, darán un mejor entendimiento de la enfermedad inmunológica que padecen.

Tabla 1

*Enfermedades autoinmunes más prevalentes*

| ESPECÍFICAS DE ÓRGANO | SISTÉMICAS |
|---|---|
| Cirrosis biliar primaria | Artritis reumatoide |
| Hepatitis autoinmune | Lupus eritematoso sistémico |
| Enfermedad de Graves | Síndrome de Sjögren |
| Miastenia gravis | Esclerosis sistémica |
| Pénfigo vulgar | Polimiositis. Dermatomiositis |

*Tabla 1*

# Diagnóstico de laboratorio para una evaluación inicial

Las alteraciones más comunes encontradas en las pruebas iniciales de laboratorio, que en gran medida dependen del tipo de EA que afecta al paciente, son:

- La anemia normocítica-normocrómica, la trombocitopenia, la leucopenia, o ambas, por ejemplo, en los pacientes con LES.

- Alteraciones en enzimas órgano-específicas o en procesos metabólicos, como son: los niveles elevados de transaminasas, bilirrubina, proteínas séricas totales en la HA.

- Coagulogramas alterados por incremento del tiempo de tromboplastina activada parcial, tiempo de protrombina, o ambos, como en el síndrome de anticuerpos anti-fosfolípidos (aFL)

- Hipercalcemia, en el 30 % de los pacientes con sarcoidosis.

- El incremento de los niveles en enzimas musculares como la creatinina cinasa (CK), alanino aminotransferasa (ALT o TGP) y aspartato aminotransferasa (AST o TGO), que se pueden encontrar en las miopatías inflamatorias autoinmunes, como la dermatomiositis, PM y la miositis con cuerpos de inclusión (MCI).

- Los niveles de proteínas séricas sirven para pesquisar los incrementos anormales en los niveles de inmunoglobulinas.

- En los análisis de orina se observan alteraciones asociadas a daño renal, como proteinuria, hematuria o sedimentos activos (leucocitos o eritrocitos), como en la glomerulonefritis y la nefritis intersticial.

Los marcadores inflamatorios, también conocidos como reactantes de fase aguda, son las proteínas séricas que se producen como parte de la respuesta inflamatoria y se consideran marcadores de inflamación. La mayoría se producen en el hígado, como respuestas de estrés. Las citocinas proinflamatorias como IL-1, IL-6, y TNF-á, inducen la síntesis de algunos de estos reactantes de fase aguda que incluyen a la proteína C reactiva, el fibrinógeno, y la haptoglobina. Otras proteínas, como la albúmina, no son sensibles a las citocinas inflamatorias para incrementar la síntesis, en su lugar, el estrés crónico (inflamación) da lugar a una menor síntesis y disminución del nivel sérico. Estos marcadores, aunque no son diagnósticos, reflejan las alteraciones que se observan en las EA, las infecciones, las enfermedades malignas, y otras. Entre los más usados están la eritrosedimentación, la proteína C reactiva, la ferritina, la ceruloplasmina, el fibrinógeno, la haptoglobina y los niveles de albumina.

## Los autoanticuerpos

La presencia de AA en un paciente por si sola no significa el diagnóstico de un EA, pero acompañada de los signos y síntomas asociados ayuda a llegar al diagnóstico definitivo y tienen una importancia crucial. Las pruebas serológicas para detectar AA tienen en su contra la presencia de AA en personas sanas y en pacientes sin EA conocidas y la existencia de métodos de laboratorio imperfectos.

Las EA órgano-específicas están asociadas con AA específicos contra el principal órgano afectado. Por ejemplo, la tiroglobulina (TGA) y anticuerpos anti-enzima peroxidasa del tiroide (TPO) en la tiroiditis; contra insulina y decarboxilasa ácida glutámica (DAG) en la DM1; anti-mitocondriales en la cirrosis biliar primaria (Tabla 2). Para las autoinmunes sistémicas, una variedad de AA son altamente específicos para ciertas enfermedades. (Tabla 1)

**Tabla 1.** Tipos de anticuerpos antinucleares y enfermedades asociadas.

| Enfermedad | Anticuerpos |
|---|---|
| Lupus eritematoso sistémico | ADNn, Sm, RNPn |
| Síndrome de Sjögren | Ro (SSA0, La (SSB) |
| Dermatomiositis | Jo-1 |
| Calcinosis, fenómeno de Raynaud, dismotilidad esofágica, esclerodactilia y telangietasias | Centroméricos |
| Esclerosis sistémica progresiva | Scl-70 |
| Lupus eritematoso cutáneo subagudo | Ro (SSA), La (SSB0 |
| Trastorno mixto del tejido conectivo | RNPn |

**Tabla 2.** Autoanticuerpos asociados con enfermedades autoinmunes organoespecificas.

| | |
|---|---|
| Acuaporina 4 | Neuromielitis óptica |
| Célula corteza suprarrenal | Enfermedad de Adisson |
| Factor intrínseco | Anemia Perniciosa |
| Glutamato decarboxilasa (GAD) | Diabetes Mellitus Tipo 1 |
| Membrana basal glomerular (MBG) | Síndrome de Goodpasture |
| Mitocondria (AMA) | Cirrosis biliar primaria |
| Peroxidasa tiroidea (TPO) | Tiroiditis de Hashimoto |
| Receptores de acetilcolina (AChR) | Miastenia gravis |
| Receptor de TSH | Enfermedad de graves |
| Transglutaminasa Tisular | Enfermedad celiaca |

Autoanticuerpos como analitos.

# Evolución histórica de los métodos de inmunodiagnóstico

El primer método de detección de los anticuerpos antinucleares (ANA) fue la prueba de células LE descrita por Hargraves en 1948. La técnica de inmunofluorescencia (IF) para detectar ANA, que describe subtipos específicos basados en los componentes nucleares y citoplasmáticos, se diseñó en 1957, según refiere Cook.

En los últimos años, los centros de investigación y los laboratorios en la industria han desarrollado variadas técnicas y métodos diferentes para la detección de los anticuerpos, que incluyen los modernos sistemas *Multiplex,* pero el primer método de inmunoensayo se introdujo en 1972 y desde entonces se han desarrollado múltiples variantes: simples, estandarizadas y automatizadas.

Los ensayos tradicionales basados en reacciones de hemaglutinación, inmunodifusión, y hasta la IF, se han ido sustituyendo por pruebas más sencillas basadas en técnicas de inmunoelectrotransferencia y ensayos inmunoenzimáticos (EIE) que pueden medir presencia y concentración de los AA individuales en fluidos biológicos, hasta llegar a los recién desarrollados sistemas de inmunoensayos *Multiplex* que permiten la determinación simultánea de diferentes AA, donde un gran número de antígenos se inmovilizan sobre portadores sólidos con arreglos espaciales (planares) o espectrales (basados en microesferas).

La utilidad clínica de los resultados del análisis depende de la calidad del sistema comercial aplicado. El sistema ideal es aquel que combina una alta especificidad con una elevada sensibilidad. El laboratorio de Inmunología se puede enfrentar al dilema de qué técnica escoger, que sea relevante y confiable para detectar a todos los AA clínicamente importantes y que, además, sea eficaz en cuanto a la salida masiva de resultados, eficiente, fácil de usar y poco costosa.

Se recomienda que en cada país exista al menos un laboratorio nacional de referencia, y que tenga la responsabilidad de evaluar cada nueva técnica, y método de prueba, para lo que debe usar sueros de pacientes del país.

En la gerencia de calidad del laboratorio de Inmunología se deben incluir los procedimientos normalizados de operación (PNO) necesarios para asegurar la precisión y reproducibilidad de los resultados de las pruebas y las especificaciones de calidad de las pruebas de AA, que debe incluir la fecha de caducidad de los reactivos y sistemas diagnósticos, precisión, valor de corte y su significado, así como la sensibilidad y especificidad diagnósticas con sus valores predictivos y relaciones de similitud. Este proceso necesita de una atención especial basada en la colaboración más estrecha entre los laboratorios participantes y clínicos de experiencia para alcanzar un diagnóstico preciso de los pacientes.

Los ANA son un grupo diverso de anticuerpos que reaccionan contra antígenos nucleares, nucleolares y perinucleares. Estos antígenos representan a los componentes celulares, tales como los ácidos nucleicos, las histonas, la cromatina y las proteínas nucleares y ribonucleares. Estos ANA son los que clásicamente se emplean para el diagnóstico del LES, pero se pueden encontrar en otras EA. Los métodos usados para detectarlos son la IF con diluciones del suero del paciente frente a un substrato adecuado, pero también se emplean los sistemas de EIE.

Las pruebas de escrutinio para la detección de AA se solicitan cada vez más por el área clínica, dada la mayor difusión y comprensión que existe sobre la naturaleza de estos AA, lo que sin dudas incrementa los costos y la necesidad de invertir recursos financieros para adquirirlos. El uso inadecuado de estas herramientas es uno de los principales retos a nivel mundial en el estudio de la autoinmunidad, dando lugar a diagnósticos incorrectos y tratamientos ineficaces.

## La inmunofluorescencia

La técnica de IF indirecta (IFI), que emplea cortes de varios tejidos o la línea celular tumoral (HEp-2) de epitelioma laríngeo humano como fuente antigénica, se utiliza ampliamente para el diagnóstico de EA de muchos laboratorios. En la IFI, los antígenos no definidos son reconocidos por los AA en el suero del paciente y ofrecen determinados patrones que tienen que ser interpretados en relación con su asociación a enfermedades, por lo que el patrón de tinción de una muestra positiva se puede usar para evaluar qué especificidades antigénicas son las más apropiadas para detectarlos. En la tabla 3 se muestran los patrones de IFI para los AA y su relación entre AA específicos y las EA. Por ejemplo, se sabe que la línea celular Hep-2 no tiene una adecuada utilidad para dar IFI positivas cuando se busca la detección de AA contra SS-A/Ro-52 y Jo-1 (histidil-tRNA sintetasa).

Aunque la presencia de varias dianas antigénicas en los cortes de tejidos da lugar a una sensibilidad general excelente de la IFI, los ANA de especificidad no definida se pueden ver en el suero de pacientes con muchas EA, pero también en enfermedades infecciosas y hasta en individuos sanos. La falta de especificidad podría dar lugar a una mala interpretación de los resultados de la IFI, por lo que pierde valor como método de escrutinio.

Además, aunque la IFI es un método sensible, tiene sus limitaciones, como las variaciones en el substrato, su realización manual, la interpretación subjetiva del resultado, poca reproducibilidad y la falta de estandarización; así como el elevado consumo de tiempo para obtener un resultado, lo que implica poca salida de resultados a corto plazo de tiempo y elevación de los costos del laboratorio en gastos de personal.

Para resolver estas limitaciones, recientemente se han desarrollado por la industria, sistemas totalmente automatizados de IFI con patrones de reconocimiento insertados en *software*; pero la estandarización continúa siendo un problema crítico que solo se resolverá mediante la automatización de los sistemas de interpretación de los resultados.

No obstante, el análisis de AA por IFI continua siendo un destacado medio de diagnóstico, aunque para muchos ya está desfasado en tiempo y se le da mayor uso a los inmunoensayos y a los sistemas *Multiplex*

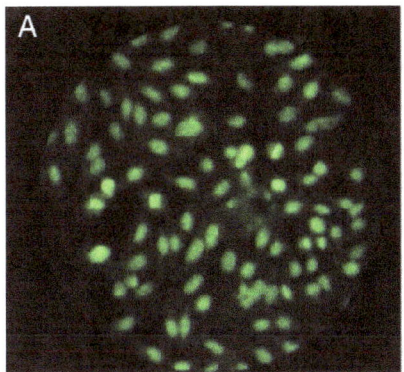
Patrón centromérico (AC-3)

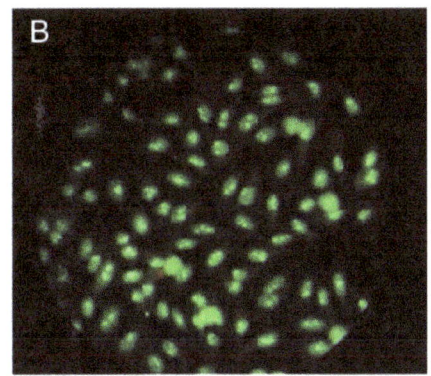
Patrón Nucleolar (AC-8)

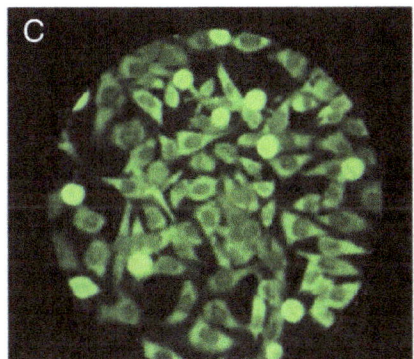
Patrón citoplasmático ribosomal (AC-19)

## Los ensayos inmunoenzimáticos

La mayoría de los laboratorios de Inmunología dedicados al estudio de la autoinmunidad usan los EIE como la técnica básica para detectar los AA. El procedimiento principal y central es la captura de los AA del suero de los enfermos por los antígenos inmovilizados. Para ello fueron purificados antígenos importantes de timo de conejo o de bazo humano, o se obtuvieron por técnicas recombinantes.

Por ejemplo, la detección de AA por EIE contra los antígenos SS-A/Ro, SS-B/La, Sm, RNP, Scl-70, PM-Scl y Jo-1 es clínicamente útil en el diagnóstico de las EA sistémicas.

El antígeno SS-A/Ro es una ribonucleoproteína de 60 y 52 kDa. Los AA presentes proteínas que se asocian con RNA pequeños. Los AA contra Sm reaccionan con la proteína B/B` de 28 kDa y la proteína D de14 kDa. Los AA contra RNP reaccionan más fuertemente con la proteína de 70 kDa y en algunos pacientes con las proteínas C de 32 kDa o 20 kDa.

Debido a la naturaleza compleja de estos antígenos, los métodos usados para su producción para los estuches comerciales son críticos.

El Scl-70 es una proteína de 70 kDa, contiene 765 aminoácidos y actividad topoisomerasa. El Scl-70 recombinante es sensible y tiene una elevada actividad enzimática. El PM-Scl es un complejo de 11-16 proteínas con PM variable desde 20 hasta 111 kDa. El Jo-1 es idéntico a la sintetasa histidil-tARN y está presente en el citoplasma. El epitopo principal es la porción amino terminal de la molécula de proteína.

Existen otros antígenos que se han usado en ensayos de detección de AA tanto para las EA órgano específicas como para las sistémicas. en el suero del paciente podrían estar dirigidos contra ambos componentes de la proteína. La SS-B/La es una fosfoproteína de 47 kDa asociada con una variedad de pequeños ARNs dentro de las células.

Los antígenos Sm y RNP son un grupo de moléculas heterogéneas consistentes en proteínas que se asocian con RNA pequeños. Los AA contra Sm reaccionan con la proteína B/B` de 28 kDa y la proteína D de14 kDa. Los AA contra RNP reaccionan más fuertemente con la proteína de 70 kDa y en algunos pacientes con las proteínas C de 32 kDa o 20 kDa.

Existe una enorme variabilidad en estas pruebas que provoca diferencias en los resultados, un grado variable de confianza en su utilidad y diagnóstico errado en algunos pacientes. Sin embargo, aunque no existe una solución universal para resolver estos problemas, es posible mejorar la normalización de las técnicas y los métodos. Su normalización se ha convertido en un problema internacional y se trabaja para que, de común acuerdo, fabricantes, proveedores, agencias reguladoras, laboratorios de referencia y las organizaciones médicas se unan en la búsqueda de la calidad. En la práctica, los laboratorios son los responsables de resolver el dilema de elegir el mejor método según su aplicación, en cooperación con sus expertos, los clínicos y los fabricantes.

Los ELISA basados, tanto en antígenos preparados de extractos nucleares de células de líneas tumorales humanas como la HEp-2, o de antígenos nucleares altamente purificados o recombinantes, son las más promisorias, pero se han informado diferencias importantes en términos de positividad al comparar los distintos métodos de EIE disponibles.

El aislamiento de autoantígenos de fuentes naturales como el tejido humano, provoca grandes limitaciones en reproducibilidad y pureza. Muchas proteínas están presentes solo en muy pequeñas cantidades y su purificación entraña la eliminación de otras dianas antigénicas potenciales. La especificidad de los ELISA para la detección de AA es fuertemente dependiente de la calidad de los antígenos usados y su similitud en secuencia, conformación y en las modificaciones post-transducción con los antígenos humanos.

Los EIE son ampliamente usados para la identificación de AA específicos para antígenos nucleares o citoplasmáticos de diferentes enfermedades órgano-específicas, como la enfermedad de *Grave*, la cirrosis biliar primaria, la dermatomiositis (DM), o de las sistémicas como esclerosis múltiple (EM), el síndrome de Sjödrem (SjS), la enfermedad mixta del tejido conectivo (EMTC) o la artritis reumatoide (AR).

La ELISA para detectar anticuerpos antinucleares basada en las células HEp-2 (HEp-2 ANA EIA) es un método automatizado con alta reproducibilidad y calibración interna. No obstante, la evaluación de muestras clínicas bien definidas de pacientes con esclerodermia por este método, ofrece menos resultados positivos que la prueba de IFI para ANA.

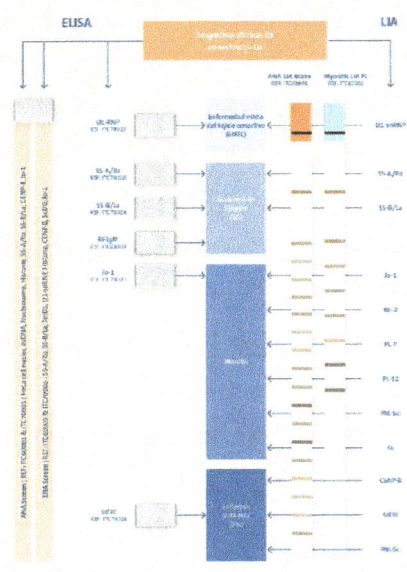

## Los inmunoensayos Multiplex

Los inmunoensayos *Multiplex* permiten la identificación de múltiples AA frente a un determinante antigénico simple de forma simultánea.

Ensayos basados en la tecnología de *microarray* (microarreglos): los inmunoensayos en tiras de transferencia (*line-blot*) son inmunoensayos *Multiplex* que permiten el análisis paralelo de diferentes tipos de AA. Estos usan antígenos recombinantes casi exclusivamente, inmovilizados en líneas rectas sobre una tira de nylon para pruebas, que cuando se incuban con el suero, los AA presentes se enlazan a los autoantígenos en la tira y se visualizan a través de un sistema de detección de color, basado en la actividad de la enzima fosfatasa alcalina.

Los resultados se interpretan mediante la comparación de las intensidades del color de la línea de reacción con la del valor de corte, y algunos trabajos publicados sugieren que un pequeño porcentaje de los resultados negativos en la IFI para ANA puede dar positivo en los ensayos en tiras, especialmente para los anti-SS-A/Ro.

La tecnología de *microarray* planar se desarrolló y aplicó para la detección simultánea de diferentes AA usando el formato de un inmunoensayo tipo s*andwich*. Los diferentes autoantígenos se inmovilizan en un *microarray* junto con las proteínas de control. El ensayo se incuba después con el suero del paciente y los AA reaccionantes se detectan gracias a un segundo anticuerpo marcado. La mayoría de los *microarrays* aplican la quimioluminiscencia o los métodos de fluorescencia para su revelado.

Como alternativa a los *microarray* planares se está aplicando la citometría de flujo para el análisis de inmunoensayos basados en microesferas. Así surgió hace poco un sistema para la detección de ANA por citometría de flujo, con ventajas en cuanto a ahorro de tiempo y de reactivos por su menor costo.

Los sistemas de inmunoensayos con tecnología de micro-esferas y sistemas de detección por citometria de flujo (tecnología xMAP) (Foto 3) se están aplicando a la medición de los AA con el uso de microesferas de poliestireno marcadas internamente con diferentes índices de dos fluorocromos diferentes. Cada fluorocromo pude tener cualquiera de los 10 posibles niveles de intensidad de fluorescencia, lo que crea una familia de 100 nichos espectrales en las microesferas, y cada una de las 100 microesferas se pueden diferenciar por la fluorescencia que poseen una vez que los antígenos que corresponden a cada autoanticuerpo se ha unido a ellas y reaccionado con estos. Un rayo láser verde excita a las microesferas y permite cuantificar la intensidad de fluorescencia.

Varias compañías suministran sistemas comerciales basados en la determinación simultánea de AA por citometria de flujo, con buenos resultados en la evaluación de 9 AA diferentes en una misma muestra (ADNdc, SS-A/Ro, SS-B/La, Sm Sm/RNP, Scl-70, Jo-1, ribosoma y centrómero B), pero persiste el problema de una verdadera calibración cuantitativa en la detección de AA de pacientes por las diferentes afinidades de estos AA a los antígenos. No obstante, la principal cuestión sigue siendo si los datos cuantitativos que ofrecen los sistemas Multiplex son comparables o no pueden ser comparados con los que aportan los métodos convencionales, aunque algunos consideran que la sensibilidad, confiabilidad y precisión son similares a los sistemas de ELISA.

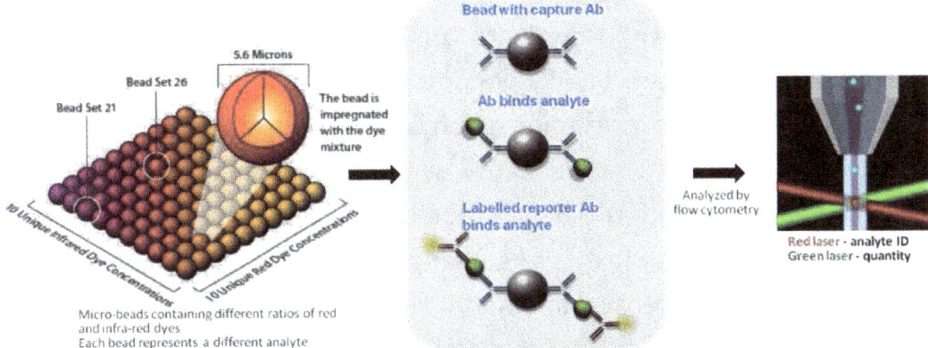

*Foto 3 tecnología xMAP*

## Tecnología proteómica

La proteómica clínica ofrece la oportunidad de identificar nuevos biomarcadores para las enfermedades en los líquidos corporales, las células y los tejidos, lo que da lugar a aplicaciones diagnósticas o terapéuticas a través de estos marcadores.

Los *microarrays* proteicos representan una plataforma validada para determinar los niveles de los perfiles proteicos y sus modificaciones, por lo que la tecnología proteómica se ha aplicado al estudio de la respuesta inmunológica contra los antígenos propios y extraños que podrían estar implicados en el desarrollo y la progresión de las EA.

Recientemente se informó que los microARNs (mARNs), que son ARNs mono catenarios endógenos de alrededor de 21 nucleótidos en longitud, son capaces de regular la expresión de genes y de influir en muchos procesos fisiológicos y patológicos. Se pueden detectar en diferentes fuentes, como tejidos, suero y otros líquidos biológicos, como la saliva. Su importancia es creciente en el estudio de enfermedades malignas y no malignas y cada vez surgen nuevos aportes sobre su comportamiento como biomarcadores de la EA, en particular en el LES y la AR, donde se han informado expresiones anormales. Estas expresiones aberrantes aparecen en diferentes estadios de las EA y están contribuyendo a conocer más sobre la patogénesis de la enfermedad, a monitorear su actividad, los efectos de los tratamientos, y lo que es aún más promisorio, servir de dianas a nuevos procedimientos terapéuticos.

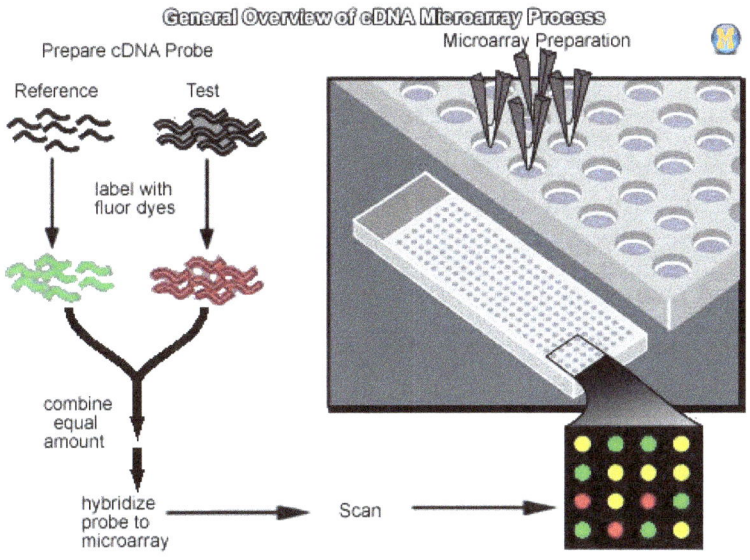

# ¿Cuándo indicar la prueba de autoanticuerpos?

Las pruebas de autoanticuerpos no son pruebas de tamizaje de enfermedades autoinmunes, por tanto, su indicación oportuna requiere de la perspicacia clínica y de la probabilidad preprueba. Antes de indicar una prueba de autoanticuerpos, el clínico debe establecer un diagnóstico tentativo basado en la historia clínica y el examen físico del paciente. El diagnóstico tentativo puede basarse en solo algunos signos clínicos característicos que indiquen la presencia de una enfermedad inmunoinflamatoria. Si la indicación de la prueba de autoanticuerpos corresponde a una probabilidad preprueba razonable, la probabilidad de obtener una información valiosa posprueba se incrementa considerablemente, pero si la probabilidad preprueba es baja, entonces aumenta la probabilidad de un resultado falso positivo. Por ejemplo, la solicitud de una prueba de ANA está justificada en presencia de rash malar o de fotosensibilidad, artritis inflamatoria y enfermedad renal, características propias del lupus eritematoso sistémico (LES). Obviamente, la enfermedad sospechada es lo que determina la categoría de autoanticuerpos a indicar. Uno de los errores más comunes en ordenar las pruebas de autoanticuerpos es hacerlo cuando la sospecha clínica de la enfermedad asociada es baja. Las situaciones clínicas que justifican la indicación de los autoanticuerpos de valor diagnóstico más relevantes fueron resumidas con maestría recientemente (cuadro).

**Cuadro**. Situaciones clínicas que requieren de las pruebas de autoanticuerpos diagnósticos[16]

| Pruebas de autoanticuerpos | Indicaciones clínicas |
| --- | --- |
| Factor reumatoide | • Artritis inflamatoria reciente sin causa obvia<br>• Diagnóstico clínico de artritis reumatoide (AR)<br>• En consideración a la terapia agotadora de células B en paciente con AR<br>• Paciente con síntomas secos (Sicca)<br>• Infante con poliartritis crónica |
| ANA | Sospecha de LES y otras ERAA:<br>• Artritis con fiebre<br>• Glomerulonefritis<br>• Enfermedad sistémica inexplicada<br>• Citopenias inmunes<br>• Enfermedad neurológica inexplicada<br>• Poliserositis<br>• Síndrome Sicca<br>• Fenómeno de Raynaud<br>• Esclerosis sistémica<br>• Púrpura palpable |
| ANCA | • Síndrome renal pulmonar<br>• Insuficiencia renal rápidamente progresiva<br>• Estenosis sub-glótica<br>• Hemorragia pulmonar<br>• Masa retro-orbital<br>• Vasculitis cutánea con características sistémicas<br>• Mononeuritis multiplex<br>• Sinusitis crónica sin resolución<br>• Nódulos pulmonares múltiples |
| Anti-fosfolípidos | • Pérdida fetal recurrente<br>• Trombosis venosa inexplicada<br>• Trombosis arterial inexplicada<br>• LES |

ANA: anticuerpos antinucleares; ANCA: anticuerpos anti-citoplasma del neutrófilo; LES: lupus eritematoso sistémico; AR: artritis reumatoide; ERAA: enfermedades reumáticas asociadas a ANA (LES, síndrome de Sjögren [Sicca], esclerosis sistémica, enfermedad mixta del tejido conectivo y miopatías inflamatorias idiopáticas).

Los ANCA son marcadores diagnósticos de vasculitis necrotizante de pequeños vasos como la granulomatosis con poliangeítis (GPA, anteriormente granulomatosis de Wegener), la poliangeítis microscópica (MPA) y su forma limitada renal, la glomerulonefritis necrotizante pauci-inmune y la granulomatosis eosinofílica con poliangeítis (EGPA, anteriormente síndrome de Churg-Strauss), entidades clínicas de muy baja incidencia. La incidencia de la GPA y MPA oscila entre 2,1 a 15 y entre 2,1 a 17,5 por millón respectivamente.

Aunque los ANCA poseen notable sensibilidad y especificidad para las vasculitis sistémicas, no son exclusivos de estas entidades, y se presentan en otras categorías clínicas como las conectivopatías, neoplasias e infecciones, en las cuales carecen de relevancia clínica. Estas circunstancias producen, que cuando los ANCA se determinan en pacientes sin criterios de selección, solamente menos de la mitad de los resultados positivos corresponden al diagnóstico de vasculitis sistémicas necrotizantes, lo que disminuye apreciablemente el valor predictivo positivo (VPP) de la prueba.

El análisis de los ANA de primer nivel es lo suficientemente sensible para detectar las especificidades antinucleares más comunes, por lo que estas se suponen ausentes si los ANA son negativos. En consideración a este protocolo de análisis de los ANA, se recomienda no indicar las especificidades antinucleares individuales como anti-DNAdc, -Sm, -RNP (ribonucleoproteínas), -SSA/Ro, -SSB/La, -Scl70 y otras, sin obtener antes un resultado positivo de ANA del primer nivel de estudio, a menos que se trate de paciente con persistencia de manifestaciones propias de enfermedad reumática autoinmune (cuadro). En este sentido, se sugiere no indicar ANA frente a síntomas inespecíficos como fatiga, dolor o mialgia, tampoco en pacientes con fibromialgia. La prueba de los ANA se indica como criterio diagnóstico de varias enfermedades reumáticas asociadas a ANA (ERAA), como el LES, el síndrome de Sjögren (Sicca), la esclerosis sistémica, la enfermedad mixta del tejido conectivo y miopatías inflamatorias idiopáticas, por lo que una vez obtenidos los resultados, no es necesario volver a indicarla. Una segunda evaluación de la presencia de autoanticuerpos con fines diagnósticos, solo se justifica cuando el resultado no encaja en el contexto de los parámetros clínicos, en este caso, por desconfianza de la metodología aplicada. Las evidencias actuales señalan que los ANA se mantienen en niveles séricos estables en un individuo a través del tiempo, por lo que sus prescripciones seriadas no son útiles en el seguimiento de los pacientes con ERAA. Otro asunto diferente es que determinadas especificidades de anticuerpos como los anticuerpos anti-DNAdc, antinucleosoma y anti-C1q varían sus niveles séricos paralelo a la actividad de la enfermedad del LES, y entonces sus mediciones son muy útiles en la evaluación del estado de actividad de la enfermedad y del efecto inmunosupresor de la terapia en los pacientes con LES. La cuantificación sérica de estas especificidades individuales marcadoras de actividad está indicada en el seguimiento clínico de los pacientes con LES, conjuntamente con otros indicadores de laboratorio de actividad de la enfermedad como las fracciones del complemento sérico y pruebas hematológicas y de función renal. Aparte del ejemplo del LES, los autoanticuerpos de monitoreo o seguimiento del resto de las enfermedades autoinmunes son muy escasos y controvertidos.

## Interpretación del resultado de la prueba de autoanticuerpos

La interpretación del resultado de la prueba de autoanticuerpos es un paso crítico de la cadena diagnóstica. Los errores en la interpretación de una prueba se pueden transformar en perjuicio y efectos adversos en los pacientes. La interpretación de las pruebas de autoanticuerpos, como la de cualquier otra determinación de laboratorio, depende de:

1. La situación clínica (probabilidad preprueba)
2. las características diagnósticas de la prueba (sensibilidad, especificidad, valor predictivo y razón de verosimilitud)
3. El objetivo de la prueba (confirmación o exclusión del diagnóstico)

Lo primero y principal es que los resultados deben interpretarse en el marco de los síntomas y signos clínicos del paciente. Una prueba de autoanticuerpos no establece el diagnóstico por sí misma, el diagnóstico de las enfermedades autoinmunes sistémicas se construye por la evidencia de afectación de diversos sistemas de órganos, donde la presencia de autoanticuerpos es uno de los criterios de clasificación de la enfermedad, como ha sido establecido para la clasificación del LES, la esclerosis sistémica, el síndrome de Sjögren, la enfermedad mixta del tejido conectivo, la enfermedad indiferenciada del tejido conectivo, el síndrome antifosfolípidos, la artritis reumatoide (AR) y las vasculitis asociadas a ANCA. Cada una de estas enfermedades está asociada con diferentes especificidades y perfiles de autoanticuerpos. Pero el conflicto está dado porque los autoanticuerpos no están presentes en todos los pacientes con la enfermedad asociada, ni son exclusivos de la enfermedad, es decir, para la gran mayoría de los autoanticuerpos la sensibilidad y especificidad diagnósticas están por debajo del 100 %; por tanto, para hacer una interpretación correcta de la prueba de autoanticuerpos, el clínico debe conocer las características diagnósticas de los métodos empleados en el laboratorio donde remite los pacientes.

Cada método de detección de autoanticuerpos posee sus propias características clínicas, y esa es la razón de la discordancia que puede existir entre los resultados de un mismo autoanticuerpo determinado por métodos diferentes. Las características diagnósticas del método aplicado como la sensibilidad, la especificidad, el valor predicitivo y la razón de verosimilitud (LRs; del inglés: *likelihood ratios*), deben incluirse en el informe del resultado por los especialistas de laboratorio, o ser obtenidas por el clínico mediante la comunicación con el laboratorio. Cuanto más altos sean estos indicadores, más valioso es el autoanticuerpo para el diagnóstico correspondiente. Las LRs contrastan la proporción de individuos con y sin la enfermedad, con un resultado determinado de la prueba diagnóstica, e influyen en la probabilidad de tener una enfermedad dada. Una LR positiva de 7,6 indica que un resultado positivo de la prueba tiene una probabilidad 7,6 veces mayor de corresponder a un individuo con una enfermedad dada, que sin esta. Como guía de interpretación de las LRs se puede considerar que:

- LRs positiva y negativa= 1: no existe efecto sobre la probabilidad preprueba

- LR positiva entre 5 y 10+ o LR negativa < 0,2: existe un efecto fuerte sobre la probabilidad pre y posprueba

Las LRs son los indicadores más recomendados para calcular la probabilidad posprueba del diagnóstico. La utilización de los valores predictivos positivo y negativo debe ser con cautela, porque estos indicadores se afectan considerablemente por la prevalencia de la enfermedad.

Otro escollo en la interpretación de la prueba de autoanticuerpos es la variabilidad de los resultados entre laboratorios. Lamentablemente, los resultados de las pruebas de autoanticuerpos de un laboratorio no son totalmente reproducibles ni comparables con los de otros laboratorios. La estandarización de las pruebas de autoanticuerpos se encuentra aún en su "infancia", de hecho, la armonización y estandarización de la determinación de autoanticuerpos, así como la uniformidad en la nomenclatura utilizada en los informes de los resultados sigue siendo el reto mayor de las determinaciones de autoanticuerpos. Las principales causas de las discrepancias de los resultados entre laboratorios son la variabilidad intrínseca de los analitos y reactivos, así como la heterogeneidad de los métodos. Resultados de métodos subjetivos como la IFI para la detección de los ANA y ANCA son los más afectados, títulos de la misma muestra del paciente pueden variar enormemente entre los laboratorios, desde 1:32 hasta 1:5120 para los ANA. Un primer paso para la estandarización de la serología autoinmune es la producción de materiales de referencia adecuados para la calibración y control de calidad, que permitan elevar la confiabilidad del método, también se requiere utilizar las mismas unidades de medida y los mismos valores de corte. Las iniciativas de la armonización de las pruebas de autoanticuerpos ya han sido emprendidas por varios comités y organizaciones internacionales. Se prevé que la solución para la armonización y la reducción del error humano de las pruebas de autoanticuerpos será la introducción de la automatización en los laboratorios de diagnóstico autoinmune. Ya se encuentran disponibles en el mercado al menos seis sistemas automáticos para la detección de ANA, ANCA y anticuerpos anti-DNAdc. En un futuro cercano los métodos subjetivos y semicuantitativos serán desplazados por sistemas automatizados de alta precisión que permiten una medición más exacta de las concentraciones de autoanticuerpos y reducen la variabilidad analítica.

Es de gran ayuda en la interpretación de los resultados la consideración de la concentración o los niveles séricos del autoanticuerpo. Mientras mayor es la concentración del autoanticuerpo, mayor es su especificidad. Se recomienda clasificar los resultados respecto a los valores de referencia en débil positivo, positivo y fuertemente positivo. Para los ANA por IFI se considera como títulos bajos: 1:40, 1:80; medios: 1:160, 1:320 y 1:640; y altos: los ≥ 1:1280. En los ensayos cuantitativos, como los ELISA, los títulos que no sobrepasan el doble o el triple del valor de referencia son bajos o moderados, mientras que los mayores en tres o cuatro veces ese valor se consideran elevados. En general, se puede afirmar que el valor predictivo positivo de un autoanticuerpo debe considerarse en relación con su concentración o título y su especificidad antigénica. Son numerosos los autoanticuerpos que se han incluido en los criterios de clasificación de enfermedades autoinmunes en virtud de su alta especificidad para la enfermedad asociada, como son por ejemplo, los anti-DNAdc y los anti-Sm para el LES; los anticardiolipinas para el síndrome antifosfolípido y los antipéptido cíclico citrulinado para la AR, lo que significa que su presencia en el paciente otorga un criterio diagnóstico de la enfermedad asociada. Sin embargo, aún los autoanticuerpos marcadores de enfermedades autoinmunes en títulos bajos pierden valor diagnóstico.

Además de la concentración y la especificidad antigénica, el otro factor a considerar en la interpretación del valor clínico de los autoanticuerpos es el isotipo. La contribución del isotipo del autoanticuerpo varía con la especificidad antigénica. Mientras que la detección de las especificidades de los ANA y los ANCA depende fundamentalmente del isotipo IgG, el cual se considera el más patogénico en las enfermedades asociadas a estos anticuerpos, las determinaciones de otras familias de autoanticuerpos, como los anti-PL deben dirigirse a la detección de los isotipos IgG e IgM, o al isotipo IgA para los anticuerpos antitransglutaminasa tisular (TGt) de la enfermedad celíaca, según el isotipo reconocido en los criterios diagnósticos de cada enfermedad.

Varios estudios han demostrado que cuando la prueba de anticuerpos se aplica con poca probabilidad clínica prepueba, el valor predictivo de la prueba decae notablemente, lo que puede conducir a error en el diagnóstico, un seguimiento innecesario y hasta un tratamiento inapropiado. Un resultado positivo de autoanticuerpo en un paciente asintomático puede obedecer no solamente a la indicación inadecuada de la prueba, sino a razones metodológicas relacionadas con la aplicación por parte del laboratorio de pruebas combinadas (combinación de cortes de tejido hepático, renal y de estómago de roedor como sustrato de la IFI), y de sistemas de ensayo que invaden el mercado actual que detectan, simultáneamente, múltiples especificidades de autoanticuerpos. Estas plataformas de pruebas pueden revelar positividades de autoanticuerpos no relacionadas con el problema clínico original del paciente, denominadas entonces como "inesperadas". El significado clínico de la positividad "inesperada" u ocasional de autoanticuerpo es aún desconocido. Una recomendación al respecto es considerar el papel predictivo de los autoanticuerpos, porque su producción puede preceder en años los síntomas de la enfermedad autoinmune, como ha sido demostrado para los anticuerpos antimitocondriales (AMA-M2) en la cirrosis biliar primaria (CBP), los antipéptido citrulinado cíclico y el factor reumatoide en la AR, y los ANA en el LES.

Aunque el adelanto de los autoanticuerpos a la enfermedad fue recibido con entusiasmo, porque obviamente, este hecho ofrece una oportunidad de intervención y prevención del desarrollo de las manifestaciones clínicas, los estudios que sobrevinieron sugieren actuar con cautela frente a los individuos asintomáticos positivos de autoanticuerpos, y en atención a las distintas especificidades de autoanticuerpos. Respecto a los ANA, los estudios de seguimiento han demostrado que su presencia en individuos asintomáticos está asociada a una incidencia baja de enfermedades reumáticas autoinmunes, y que el valor predictivo de los ANA positivos, incluso en títulos altos, para el LES (< 3 %) y las otras ERAA (< 10 %) es muy pobre, lo que permite concluir que la positividad de los ANA, en ausencia de síntomas, por lo general carece de significado clínico. Sin embargo, es diferente el significado de la presencia "inesperada" de los autoanticuerpos que están más relacionados con la patogenia de la enfermedad, como los AMA-M2 en la CBP, lo que justifica recomendar que los individuos asintomáticos positivos de anticuerpos AMA-M2 sean seguidos con pruebas de función hepática. Igualmente, un resultado positivo "inesperado" de los anticuerpos anti-PL como los anticardiolipinas y anti-beta 2 glicoproteína I, criterios para el síndrome clínico asociado y considerados como protrombóticos, se interpreta como un factor de riesgo para el primer evento tromboembólico. Los portadores de anticuerpos anti-PL (individuos sin eventos trombóticos previos) deben estar orientados hacia la prevención de trombosis (tromboprofilaxis) mediante el control estricto de los factores adicionales de riesgo vascular; mientras que, la presencia de múltiples anticuerpos anti-PL y/o en título elevado requiere la consideración de terapia con dosis bajas de aspirina.

La enfermedad celíaca es una de las que más depende de la detección de autoanticuerpos por varias razones: su sintomatología es diversa e inespecífica, y puede no expresarse claramente en una proporción considerable de pacientes, sobre todo, en los que ya tienen una enfermedad autoinmune primaria; el otro criterio diagnóstico es histológico, que se obtiene de manera invasiva mediante la biopsia duodenal, y el hecho de que la sensibilidad y la especificidad de los anticuerpos anti-TGt clase IgA y antipéptidos de la gliadina desamidada (DGP) clase IgA son altas. Por tanto, incluso en el tamizaje de la población general, un resultado positivo de anticuerpos anti-TGt IgA confiere el diagnóstico de enfermedad celíaca. Aunque algunos autores encuentran una especificidad absoluta de los anticuerpos anti-

TGt clase IgA en títulos altos para la enfermedad celíaca, el consenso general reconoce la biopsia intestinal como el criterio de confirmación que no puede ser reemplazado por la serología.

Cada vez un número mayor de especificidades de autoanticuerpos son detectados por las tecnologías actuales de laboratorio, lo que con gran probabilidad incrementará las reactividades "inesperadas" de autoanticuerpos. Como regla, cabe destacar que la presencia de autoanticuerpos en el suero no equivale a enfermedad autoinmune. Cualquier sospecha de la enfermedad autoinmune necesita confirmación. Además de cumplir con las estrategias de las guías diagnósticas actualizadas de las enfermedades asociadas a la presencia de autoanticuerpos, se debe asegurar un manejo ético y comunicativo con el paciente portador de autoanticuerpos. Por otra parte, se espera que en un futuro cercano el concepto del autoanticuerpo marcador de cada enfermedad autoinmune, sea reemplazado por el del perfil de biomarcadores proporcionado por las tecnologías venideras con capacidad del análisis simultáneo de centenares de mediadores de la respuesta inmune e inflamatoria, sus genes y vías de señales, que permitirán subclasificar las enfermedades autoinmunes en fases evolutivas, y acertar objetivamente en el diagnóstico.

# Referencias bibliográficas

- **Cuadernos de autoinmunidad**, Año 5, Volumen 1 Enero 2012 Publicación de la Asociación Andaluza de Enfermedades Autoinmunes (AADEA).
- **De la autoinmunidad a las enfermedades autoinmunes,** Dra. Elena Kokuina. 23 de febrero del 2000.
- **ENFERMEDADES AUTOINMUNES SISTÉMICAS Guía Clínica de Síntomas y Signos en Atención Primaria**. Dr. Manuel Ramos Casals Y Dr. Antoni Sisó Almirall. 2014.
- **Inmunopatogenia de las enfermedades autoinmunes.** Dra. Nicole jadue a. Y dr. Iván gonzález a. 2010.
- **Autobodies as predictors of disease: the clinical and experimental evidence autoinmun.** Bizzaro N Rev. 2007;6:325-33.
- **Anti-ro/ssa and la/ssb antibodies autonmunity.** Franceschini F, Cavazzana I 2005;38:55-63.
- **Diagnostic and predictive value of anti-cyclingcitrullinated protein antibodies in rheumatoid arthritis.** Avouac J, Gossec L, Dougados M. Ann Rheum Dis. 2006;65:845-51.
- **Clinical inmunology. Principles and practice.3rd ed philadelphia: mosby elsevier**; 2008. p. 789-99.
- **International consensus statement on an update of the clasification criteria for definitive antiphospholipid sindrome (aps)** Miyakis S, Lockshin MD, Atsumi T, Branco DW, Brey L, Cervera R,J Thromb Haemost. 2006;4:295-306.

- *Protocolos de diagnóstico inmunológico en enfermedades autoinmunes.* Sociedad española de inmunología. 2014 Elsevier España, S.L.
- *Técnicas inmunológicas que apoyan el diagnóstico de las enfermedades autoinmunes.* Vol. 6. Núm. 3. Páginas 173-177 (Mayo - Junio 2010) Diego F. Hernández Ramírez, Javier Cabiedes